Salgues

T³⁴_d
350

Td $\begin{smallmatrix} 34 \\ 350 \end{smallmatrix}$

COMMÉMORATIF

PATHOLOGIQUE

DE L'INFIRMERIE DES FILLES DE SAINTE-ANNE.

COMMÉMORATIF PATHOLOGIQUE

DE

L'INFIRMERIE DES FILLES DE SAINTE-ANNE,

POUR LES ANNÉES 1835 ET 1836;

PAR LE Dr **SALGUES**,

CORRESPONDANT DE L'ACADÉMIE ROYALE DE MÉDECINE.

———

> Tout le monde dit du bien ou du mal de la Médecine, sans la connaître. — Il n'appartient qu'aux Médecins profonds d'en parler. Ils ne peuvent être sentis que par le Médecin expérimenté qui les écoute.
>
> LECLERC. *Hist. nat. de l'Hom. malade.*

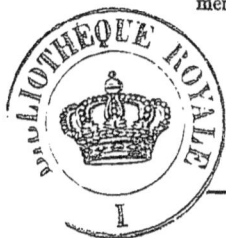

DIJON,

FRANTIN, IMPRIMEUR DE L'ACADÉMIE.

1841.

SALLE SAINTE-ANNE.

Sims, dans son admirable livre sur les épidémies, affirme qu'il y a démence à vouloir donner comme règles de pratiques universelles, celles qui ne sont uniquement fondées que sur des observations faites dans une localité quelconque. — Notre Fernel, cette immortelle gloire médicale de la France, en condamnant les méthodes trop exclusives, manifeste dans mille circonstances diverses, des sentiments en tout semblables. Nous-même, si infime près de tels hommes, nous avons ajouté à la vérité de ces propositions axiomatiques, par le récit d'un fait bien remarquable, concernant le traitement de la pneumonie à Mirebeau. — Aujourd'hui nous complétons ce premier exposé, en localisant plus encore un fait de nature identique ; en le réduisant, non pas même à un hôpital tout entier, mais à une portion restreinte de ce même hôpital.

Celui de Dijon renferme des filles de service, dites filles du petit Sainte-Anne, âgées presque généralement de 20 à 45 ans. Toutes sont dotées au *maximum* du tempérament lymphatique; leurs tissus sont mous, empâtés, leur teint décoloré ; leur énergie vitale est peu considérable. Ces filles orphelines, élevées dès leur enfance dans l'hôpital, n'en sortant jamais, sont closes la nuit dans de vastes dortoirs. Le jour, elles travaillent dans des salles spacieuses et froides, où le soleil ne pénètre que peu ou point. Elles vivent d'une nourriture saine, sans doute, mais jamais excitante, toujours dépourvue de ces condiments qui donnent à la vie un développement, une puissance, un degré de force que ne pourraient produire leurs aliments délavés et insipides.

Comme conséquence de ces conditions hygiéniques, deux systèmes anatomiques se partagent chez elles le privilège d'être le siège de leurs maladies; le lymphatique et le muqueux.

C'est en effet, dans le sein de ces grands éléments organiques, que se passent toutes les révolutions pathologiques qui troublent l'existence de ces filles : révolutions où les actes vitaux chez l'un d'eux au moins, ne se développent et ne s'enchaînent que lentement, où la réaction qui tend à ramener l'harmonie est faible ou impuissante, et dont la marche est incertaine, vacillante, irrégulière ou douteuse.

Le sang de ces filles étiolées ne saurait lui-même dans de semblables circonstances, conserver ses caractères normaux. Pour le médecin observateur, il est évidemment moins coloré, moins fibrineux, plus séreux que celui des personnes à organisation plus vivace; il est moins plastique enfin : états divers d'un fluide recélant en quelque sorte la vie, qui doivent singulièrement modifier la nature des maladies des filles de Sainte-Anne, leur cours, leur appareil symptomatique, leurs terminaisons, et plus peut-être encore, leur thérapeutique.

Le système humoral tout entier des filles de Sainte-Anne partage inévitablement ces vices du sang; et, n'en déplaise à l'autorité de Stahl qui rejetait toutes les altérations des humeurs, démontrées par l'universalité des

faits, il y a aujourd'hui certitude acquise, que mille
acrimonies diverses doivent souvent en vicier, en alté-
rer la crâse. Nul doute, par exemple, que chez ces
filles la lymphe ne soit plus visqueuse, moins chargée
de ses sels propres ; qu'elle n'en contienne d'étrangers
à son état normal ; qu'elle soit plus disposée à ces stâses,
ces arrêts, ces engorgements, ces angio-leucites qui
constituent les caractères les plus saillants des scrofules;
que ces acrimonies qui se sont soustraites jusqu'à ce jour
aux investigations de la science, mais que la chimie
perfectionnée démontrera un jour, ne soient chez elles
des éléments actifs et producteurs de ces lymphites, ces
hydranoses, ces dermatoses si multipliées, du strume
lui-même, de ces flux muqueux, leucorrhéiques qui
altèrent, énervent et ruinent prématurément leur constitution.

A l'exemple de Sylvius, de Willis et surtout de
Sanctorius qui comptait jusqu'à quatre-vingt mille alté-
térations ou mélanges des humeurs morbifiques, nous
ne voulons aucunement déraisonner sur ces altérations,
leur nombre, leurs caractères, leurs effets. Nous lais-
sons aux faits nouveaux mieux étudiés, aux analyses un
peu versatiles, il est vrai, de la chimie, à la microgra-
phie elle-même, à nous guider dans ce labyrinthe
inextricable. Le temps qui vanne tant d'idées projet-
tera sans doute avec eux, une plus vive lumière sur
toutes ces obscurités. — Sachons attendre.

Chez les filles de Sainte-Anne, (il est d'ailleurs fa-
cile de le prévoir), comme conséquence des habitudes
de leur vie et de leur organisation déviée de l'état
normal, le médecin ne trouvera que peu ou point
l'hémite, ces phlogoses hyper-sténiques, ces congestions vasculaires quelquefois si redoutables, ces hy-

pérémies qui veulent, commandent, exigent des saignées et beaucoup. — Mais en place de ces lésions
réactives et phlogistiques, nous trouvons chez elles la
série nombreuse et si mal étudiée des maladies humo-
rales et asthéniques, les dérangements aussi multipliés
que variés de l'appareil digestif, ce *receptaculum*, dit
fort bien Hoffmann, de toutes les souffrances de
l'homme ; des saburres gastriques, des dyspepsies, des
gastrodynies, des vomissements muqueux ou bilieux,
des fièvres pituiteuses, glutineuses ou mésentériques,
selon l'expression de Baglivi ; des fièvres typhodes, des
catarrhes pulmonaires, des toux, des pleurésies, des
pneumonies à caractère équivoque, à marche indécise,
à anomalies nombreuses; des engorgements glandu-
laires, des adénites, des œdématies, la dysménorrhée,
l'aménorrhée, la chlorose et une foule d'hétéropathies
variées.

Quels que soient les temps et les saisons, le caractère
de ces affections est chez toutes ces malades essentielle-
ment homogène ; ou s'il se modifie quelquefois, ce n'est
jamais que dans ce qu'il a de plus superficiel. Leur
marche est généralement lente, et facilement elles re-
vêtent la physionomie des maladies hyposténiques et
chroniques. — Il ne saurait en être autrement chez
des personnes dont le tempérament et la constitution
sont identiques et soumises à des influences hygiéniques semblables. Chez toutes dès-lors, il ne peut y avoir
que similitude dans le caractère de la réaction vitale,
dans ses directions, sa force, comme dans le choix des
organes chargés de cette réaction.

L'une des conséquences les plus impérieuses de cette
modalité pathologique, c'est l'obligation pour le médecin d'être toujours près de ces filles, d'une grande so-

briété dans l'emploi de la saignée générale ou capillaire; peu de circonspection dans les spoliations sanguines amènerait promptement une détérioration fâcheuse des forces, la suspension de tous les efforts conservateurs, et l'adynamie comme dernier terme d'une lutte où le principe de la vie, l'*impetum faciens*, n'avait pas dès le début, une somme de puissance convenable.

Par cet exposé nous avons en quelque sorte, dans les cas rares où la saignée serait absolument exigible, proscrit la réitération de cette opération. Dans la pneumonie, nous avons vu une seconde saignée suspendre l'expectoration, augmenter la dyspnée et avec elle l'engouement pulmonaire.

Ce fait d'observation n'étonnera que ceux qui ignorent qu'il faut nécessairement un certain degré de force pour rendre possible la résolution d'une phlegmasie, pour l'empêcher même de prendre un plus grand développement, et que la saignée, disons-le hautement, est loin de répondre à toutes les indications des maladies sthéniques. Andral l'a dit : le grand tort de cette opération, c'est celui de ne combattre que des effets secondaires et non le principe de la phlogose. Rasori, avec ses contro-stimulants, approchait évidemment plus du but que les sanguiphiles. Il fut en effet plus rationnel, plus perspicace dans ses idées systématiques qu'aucun de ses prédécesseurs. Mais quelle que fût la profondeur de vue de ce réformateur, l'expérience n'a pas encore proclamé celui à qui le destin réserve la gloire de déchirer le voile qui couvre de notre temps la pathogénie des inflammations.

Les filles de Sainte-Anne sont quelquefois atteintes de fièvres thyphodes. Toujours chez elles ces maladies ont un caractère muqueux; et, presque toujours aussi,

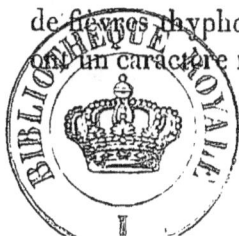

la saignée est alors inadmissible. — Deux fois nous
avons vu les plus graves accidents succéder immédiate-
ment à cette opération. — Si au début, une phlegmasie
vient à compliquer chez ces filles une fièvre grave, il
faut s'en tenir aux sangsues : dans le cours d'une sem-
blable maladie, les saignées auraient encore des effets
plus funestes. Chez elles, les congestions cérébrales, les
irritations de l'encéphale sont rarement essentielles ou
le produit d'une modification pathologique développée
primitivement dans la pulpe du cerveau. Bien plus
souvent ces affections naissent sous l'influence de maladies de l'appareil digestif, qui n'exigent chez ces filles
que peu ou point la saignée. Les médecins observateurs
savent d'ailleurs que dans nombre de circonstances une
foule de phénomènes propres aux cérébropathies ne sont
que des traductions accidentelles ou épigénétiques de
lésions abdominales. Tissot qui connaissait cette vérité,
enseignait que sur vingt délires, il y en avait dix-huit
dont l'unique foyer est dans le ventre. Combien de cé-
phalalgies, de migraines, de céphalées, d'affections
comateuses, de manies, de mélancolies qui sont dans
ce cas. Haller n'a-t-il pas dit aussi, que la source de
presque toutes les insomnies était également dans
l'appareil digestif. — Dans l'état de santé même, quel
est l'homme qui n'a pas remarqué que l'indépendance
de son esprit, l'éclat de son intelligence, la sûreté de sa
mémoire, la force de sa volonté s'exaltaient, se perver-
tissaient ou devenaient nuls, selon que les divers actes
de la digestion se font bien ou mal? Galien nous
apprend que son génie était complétement sous cette
influence. Philippe à jeun ou Philippe ivre étaient
deux hommes différents.

Chez les mêmes malades, la médication stimulante,

générale ou spéciale, employée pour ranimer les forces
défaillantes, pour régulariser certains actes morbides, ne
nous a paru produire que des perturbations inutiles, et
des actes anormaux qui compliquaient la maladie prin-
cipale d'une manière fâcheuse. Pour que les stimulants
produisent de bons effets, il faut que les forces générales
ne soient point épuisées ou dans des proportions trop
infimes. — Si leur défaillance tient à leur propre
usure, les stimulants en tarissent la dernière source, et
donnent la mort et non la santé. Chez les filles de Sainte-
Anne, il existe une sorte d'adynamie primitive, cons-
titutionnelle, qui ne permet que rarement l'usage de
cette classe de remèdes.

Les toniques eux-mêmes qui semblent indiqués
par le tempérament de ces malades, la mollesse de
leurs tissus, la débilité habituelle de leur *vis vitæ,* la
chronicité de leurs maladies, n'ont de succès réels et
persévérants qu'après des évacuations réitérées. Trop
tôt employés, ils suppriment les évacuations muqueuses
et biliaires, si abondantes chez ces filles, dessèchent les
organes chargés d'opérer les crises habituelles de leurs
maladies, et prolongent ainsi leurs souffrances.

Les médications évacuantes sont celles qui produisent
les plus grands et les plus heureux résultats chez ces
filles. Quels que soient le siège de leurs maladies, le caractère de celles-ci, leur progression rapide ou lente,
les succès des émétiques et des purgatifs sont à peu
près constants. Avec eux, et comme conséquence de la
titillation qu'ils exercent sur toute la muqueuse de
l'appareil digestif, et sur les glandes dont elle est l'a-
boutissant ; comme effets de la perturbation qu'ils
excitent dans tout le système nerveux ganglionnaire,
les filles de Sainte-Anne rendent des flots réitérés de

matières séreuses, muqueuses, bilieuses, hétérogènes, qui engouaient sans doute tous leurs viscères digestifs, ou qui sont versés sur leur vaste surface, par leur système vasculaire. — Rien de prompt, de décisif, comme le soulagement que de pareilles évacuations décident. — L'amélioration que nous mentionnons ne se soutient-elle pas? le médecin revient de nouveau aux évacuants, une troisième, une quatrième fois s'il est nécessaire, et toujours avec des succès constants. En considérant ces faits, on est frappé de leur complète analogie avec ceux qui exercèrent la sagacité de Stoll. En effet, on sait qu'en l'année 1777 et les suivantes, la constitution médicale à Vienne fut telle, qu'il n'y avait de chances de guérison pour les malades de ce grand médecin, atteints de fièvres bilieuses, typhoïdes, accompagnées souvent de *violentes douleurs abdominales*, que dans l'administration de plusieurs émétiques, quelquefois réitérés jusqu'à cinq fois, et journellement secondés par des laxatifs.

Mais à Vienne, d'aussi grands succès par les évacuants ne durèrent que pendant l'existence de la constitution observée par Stoll. Lorsque Hildenbrand lui succéda, déjà ils avaient perdu une partie de leur puissance. Au temps de Haen qui précéda Stoll, la médication vomitive avait été proscrite par cet illustre médecin, et, sans doute, à cause de ses insuccès.—Chez les filles de Sainte-Anne, au contraire, la constitution médicale qui les influence est durable, comme les circonstances au milieu desquelles elles vivent. Déplorons donc l'aveuglement des médecins systématiques, qui se refusent à l'étude de faits semblables, qui les repoussent s'ils les connaissent, qui les dénaturent s'ils leur font obstacle. Plaignons ceux qui de nos jours proclament

qu'en dehors des évacuations sanguines, il n'y a pas de
salut pour leurs malades, et qu'il y a danger de mort si
on leur administre quelques gros d'un sel purgatif, du
tamarin ou de la manne. Plaignons surtout leurs malades qui, traités en dehors des principes de la vraie
médecine, paient de leur vie, la confiance de leurs
médecins en des théories où tout est à rebours de la
raison et de l'expérience.

L'application des vésicatoires chez les filles de Sainte-
Anne n'est pas moins obligatoire dans le plus grand
nombre de leurs maladies. Mettre de la négligence
dans cette application ou s'en dispenser, ce serait man-
quer chez elles aux indications les plus formelles
comme les plus précises de la plupart de leurs souffrances. Dans plusieurs cas de fièvres typhoïdes qu'elles
nous ont présentés, six à huit vésicatoires ont été quelquefois à peine suffisants. Le docteur Guillot, ancien
médecin fort distingué de l'hôpital, dans un cas sem-
blable, et à l'exemple d'Ethmuller et de Rivière, en
prescrivit jusqu'à quinze. Le malade ne dut son retour
à la santé qu'à la multiplicité de ces antispastiques. (1)

Dans beaucoup de maladies diverses, à caractères
indécis, les vésicatoires entre les mains de cet habile
homme, faisaient disparaître rapidement tous les accidents de ces hétéropathies. Nous-même, nous avons vu
des péritonites, des hépatites, des pleurites céder presque instantanément à l'action seule, stimulante et ré-
vulsive des vésicatoires. Mais arrêtons-nous là !

---

(1) Rivière disait en parlant des fièvres pétéchiales : *ubi maxi-
ma malignitas, unicum vesicatorium non sufficit, sed plura ad-
movenda sunt.* Il en employait six à huit avec succès.

Les médecins dont la pratique est étrangère à tout esprit de système, connaissent tous des faits semblables. Si nous avons signalé ceux qu'offrent les filles de Sainte-Anne, ce n'est que parce que les principes de la médecine dite physiologique, ses doctrines exclusives, ont fait violence à ces faits, ainsi qu'à l'expérience des siècles.

Tous les systèmes ont un malheur commun, celui de n'être pas vrais. — N'envisageant les objets que sous le point de vue qui leur est propre, ils étourdissent un jour ou dérangent l'esprit des faibles, mais ils tardent peu à recevoir des démentis qui surgissent de considérations qu'ils ont dédaignées ou méconnues; de là, l'exiguité de leur durée, durée toujours trop grande, lorsque, comme celui du professeur Broussais, ils sont fondés sur des réticences calculées ou sur d'audacieuses impostures. — Notre tâche serait terminée si nous n'avions pas à justifier notre accusation contre un homme d'un immense talent, qui a sans doute rendu de grands services à la médecine; mais qui, pour avoir voulu abandonner les routes de l'observation où il avait semé de si bons grains, lui a peut-être fait plus de mal encore que de bien. Il faut avoir vu de près la sanguinomanie de beaucoup de ses élèves, qui tirent du sang et beaucoup à des malades ex-sangues, et les tristes résultats des doctrines exagérées du maître, pour juger convenablement du mal qu'il a fait. Un seul exemple prouvera jusqu'à quel point cet homme célèbre d'ailleurs, s'est joué de la vérité et de lui-même, pour mieux tromper toute une génération médicale, un instant jetée hors des vrais principes de la médecine hippocratique.

En 1808, il publiait la première édition de son traité des phlegmasies chroniques, la seule production parmi

ses œuvres, que louera la postérité. Dans l'une des pre-
mières pages du second volume, nous trouvons l'énoncé
suivant :

« J'ai trop *souvent* rencontré sur le cadavre, la muqueuse de l'estomac et des intestins *saine* à la suite des
typhus les plus malins ; j'ai vu *un trop grand nombre*
de ces redoutables maladies, s'améliorer *et guérir* par
l'emploi des *stimulants les plus énergiques*, pour consi-
dérer cette muqueuse comme le siège ou le foyer des
fièvres malignes ou ataxiques. » (Broussais, *Ph. chr.*,
chap. 1, 1ʳᵉ *édit.*, 2ᵐᵉ *vol.*, *p.* 7.)

Rien d'équivoque dans cette déclaration. Broussais
n'assigne là aucun siège aux fièvres les plus graves,
parce que l'observation ne lui a rien appris à ce sujet.
Il raconte ce qu'il a vu et rien de plus. C'est le seul
rôle digne du véritable observateur. Mais en 1814,
Broussais se faisant chef de secte et révolutionnaire, sa-
crifie aux faux Dieux. Dominé par la pensée de renver-
ser les fondements de l'ancienne médecine, il a besoin
d'en appeler à toutes les passions et à l'inexpérience de
la jeunesse, aujourd'hui dédaigneuse des temps passés.
Il pose pour règle infaillible, que la muqueuse des
voies digestives est l'atelier où se forgent toutes les maladies ; il ne veut pas qu'il y ait des fièvres essentielles,
dégagées de toute lésion apercevable ; pour lui, elles
ont toutes pour *substratum*, pour protopathie, l'inflammation de la muqueuse gastrique et intestinale ;
inflammation génératrice de tous les maux qui affligent
l'espèce humaine. On sait quel était son unique instru-
ment de sédation et de dephlogistication, et l'abus qu'il
en fit. — Pour lui, les toniques étaient toujours des
poisons, et les médecins tonificateurs, de véritables
chauffeurs qui brûlaient, desséchaient et momifiaient

leurs malades. Quelles déplorables contradictions chez un homme dont le génie était si étendu ! Pourquoi lui et ses pareils, dans les choses même où la vie des hommes est en jeu, raisonnent-ils comme le vulgaire, au jour le jour ? Et pourquoi leur esprit varie-t-il, comme le disait Cicéron, selon les occurrences ? Serait-ce parce que la Providence a voulu que leur versatilité fût le lien qui rattachât les hommes supérieurs aux faiblesses humaines, et qu'il n'y eût qu'elle qui fût immuable ? Broussais qui voulait, sans doute, échapper à ce reproche, supprima dans toutes les éditions subséquentes de son traité des phlegmasies, le passage cité ci-dessus.

Ses élèves saignèrent alors à outrance, et saignent encore ainsi, en dépit des préceptes de la vraie médecine pratique. Que de victimes dès-lors n'ont-ils pas faites et ne font-ils pas encore parmi les personnes placées dans les conditions hygiéniques où se trouvent les filles de Sainte-Anne ; et que de larmes versées qui n'eussent pas dû couler !

Dijon, 20 juillet 1839.

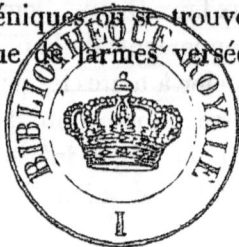